SITZUNGSBERICHTE DER DEUTSCHEN AKADEMIE
DER WISSENSCHAFTEN ZU BERLIN

Klasse für Medizin
Jahrgang 1964 Nr. 1

HERMANN REDETZKY

CHRISTOPH WILHELM HUFELAND
SOZIALHYGIENIKER UND VOLKSERZIEHER – EIN GROSSER ARZT UND MENSCHENFREUND

AKADEMIE-VERLAG · BERLIN
1964

Vorgetragen von Hrn. Redetzky in der Plenarsitzung am 25. Oktober 1962
Zum Druck genehmigt am gleichen Tage, ausgegeben am 15. Januar 1964

Erschienen im Akademie-Verlag GmbH, Berlin W 8, Leipziger Straße 3–4

Lizenznummer: 202 · 100/405/64
Gesamtherstellung: VEB Druckerei „Thomas Müntzer" Bad Langensalza
Bestellnummer: 2010/64/IV/1 · ES 17 A · Preis: DM 2,60

Die große und unerhört vielseitige Persönlichkeit des Jubilars CHRISTOPH WILHELM HUFELAND, dessen 200. Geburtstag am 12. August dieses Jahres wiederkehrte, scheint mir am eindrucksvollsten charakterisiert durch die Hervorhebung seines Wirkens als Sozialhygieniker und Volkserzieher, als großer Arzt und Menschenfreund. Seine gesamte Lebensleistung, seine Erfolge, Erkenntnisse und Einwirkungen lassen sich nur aus der Zeitbetrachtung heraus richtig verstehen und würdigen. Die Zeit HUFELANDS irdischen Daseins war erfüllt von gewaltigen historischen Ereignissen, Zeitströmungen, Auffassungen und Persönlichkeiten. In synchronoptischer Weise stellt sich uns diese Zeit etwa so dar:

Während der Lebenszeit HUFELANDS 1762—1836 lebten weltgeschichtlich bedeutsame Persönlichkeiten mit ihrem Einfluß auf die damalige Zeit. Von kriegerischen und revolutionären Ereignissen seien die eindrucksvollsten herausgegriffen: der Unabhängigkeitskrieg der nordamerikanischen Staaten gegen England (1775—1783), die französische Revolution (1789 bis 1795), Streik und Gesellerhebung in Hamburg und Bremen (1791), Streik und Weberaufstand in Breslau (1793), der Weberaufstand in Schlesien (1798), die Napoleonischen Kriege (1796 bis 1815) und der griechische Freiheitskampf gegen die Türken (1821 bis 1829), für dessen Gelingen HUFELAND eine umfangreiche Geldsammlung veranlaßte. — In staatspolitisch-gesellschaftlicher Hinsicht sind aus der Zeit HUFELANDS erwähnenswert: die nordamerikanische Verfassung (1787), die Aufhebung der Leibeigenschaft und Verkündung der Menschenrechte durch die französische Nationalversammlung (1789), die Stein'schen Reformen in Preußen (1807). — Von weltgeschichtlich bedeutsamen Persönlichkeiten seiner Zeit seien genannt: STEIN, ROBESPIERRE, DISRAELI, WASHINGTON. — Auf kulturellen, künstlerischen und philosophischen Gebieten seien aus der Lebenszeit HUFELANDS noch die folgenden Persönlichkeiten erwähnt: LOMONOSSOW, KANT, VOLTAIRE, ROUSSEAU, HEGEL, KARL MARX, FRIEDRICH ENGELS, HERDER, PESTALOZZI, GOETHE, SCHILLER, KLEIST. —

1820/1824 erkennt SAINT-SIMON die zunehmende Bedeutung des Proletariats und zeigt die Zuspitzung der Klassengegensätze auf. Im Jahre 1836 — dem Todesjahr HUFELANDS — wird in Paris der kommunistische Bund der Gerechten gegründet

In historischer Hinsicht ist dabei besonders zu betonen, daß sich die deutschen Verhältnisse um die Jahrhundertwende (vom 18. zum 19. Jahrhundert) nach einer Einschätzung von F. ENGELS [8] wie folgt darstellten: „Das ganze Land war eine lebende Masse von Fäulnis und abstoßendem Verfall. Niemand fühlte sich wohl. Das Gewerbe, der Handel, die Industrie und die Landwirtschaft des Landes waren ganz unbedeutend; die Bauernschaft, die Gewerbetreibenden und die Manufakturbesitzer fühlten den doppelten Druck einer blutsaugenden Regierung und schlechter Geschäfte; der Adel und die Fürsten fanden, daß ihre Einkünfte, trotz Auspressung ihrer Untertanen nicht so gesteigert werden konnten, daß sie mit ihren wachsenden Ausgaben Schritt hielten." — MARX [18] schrieb 1844, d. h. 8 Jahre nach dem Tode HUFELANDS in der Einleitung zur Kritik der HEGEL'schen Rechtsphilosophie über die damaligen deutschen Verhältnisse: „Krieg den deutschen Zuständen! Allerdings! Sie stehen *unter dem Niveau der Geschichte*, sie sind *unter aller Kritik*, aber sie bleiben ein Gegenstand der Kritik, wie der Verbrecher, der unter dem Niveau der Humanität steht, ein Gegenstand des *Scharfrichters* bleibt". Die gesundheitsschädigenden Verhältnisse in der Manufaktur und in der sich später entwickelnden Industrie durch maximale Ausdehnung des Arbeitstages, durch rücksichtslose Beschäftigung von Kindern in Fabriken veranlaßten auch HUFELAND, wiederholte eindringliche Anklagen zu erheben und in Wort und Schrift die Mißstände aufzudecken.

Betrachten wir die zweite Hälfte des 18. Jahrhunderts — in der HUFELAND fast vier Jahrzehnte seines Lebens verbrachte —, so ist diese Zeit ein Höhepunkt des deutschen Geisteslebens. Das literarische Wirken hätte zu einer grundlegenden Veränderung der feudalistischen gesellschaftlichen Verhältnisse in Deutschland beitragen können, wie sie auch zur individuellen humanistischen Bildung und Geisteshaltung HUFELANDS beitrugen. HUFELANDS Entwicklung und seine Erkenntnisse zeigten den Geist der Aufklärung und waren von den Auseinandersetzungen zwischen der materialistischen Weltanschauung und dem Idealismus stark beeinflußt. So wie viele fortschrittliche Menschen in Deutschland ihre Hoffnungen auf das junge aufsteigende Bürgertum setzten, so zeigen sich bei HUFELAND deutliche Tendenzen des Liberalismus und Anfänge einer bürgerlichen demokratischen Auffassung. Einen gewaltigen Auftrieb erhielten die an Fortschritt interessierten Kreise der Bevölkerung durch die Ereignisse der Französischen Revolution.

Erst die letzten Lebensjahre HUFELANDS von 1830 ab zeigten das Bestreben nach Liberalisierung in Deutschland, das immer noch in über 30 Staaten zersplittert war und so den inneren Fortschritt behinderte. F. ENGELS [9] sagte dazu: „Da Deutschland jedoch in zahlreiche Staaten geteilt ist, von denen fast jeder eine besondere Zollgrenze und besondere Zollsätze hatte, so gab es in diesen Bewegungen (gemeint ist die liberale Entwicklung — Anm. H.R.) keine Gemeinsamkeit des Interesses. Das Bürgertum Deutschlands wollte politisch frei werden, nicht um die öffentlichen Angelegenheiten in Übereinstimmung mit seinem *Interesse* zu regeln, sondern weil es sich schämte, im Vergleich zu den Franzosen und Engländern eine so servile Position einzunehmen".

Die letzten Lebensjahrzehnte HUFELANDS brachten für Deutschland den Übergang vom Feudalismus zu halbfeudalen Verhältnissen. Trotz dieser der freien ökonomischen Entwicklung im Wege stehenden gesellschaftlichen Verhältnisse verbreitete sich die Industrie und legte den Grundstein für eine rasche Ausweitung der industriellen Produktion gegen Ende der ersten Hälfte des 19. Jahrhunderts.

In den Naturwissenschaften und in den medizinischen Wissenschaften wurde zunehmend mehr mit Experimenten gearbeitet. Das läßt auch die Doktorarbeit HUFELANDS 1783 (in seinem 21. Lebensjahr) „de usu vis electricae" bei dem Physiker LICHTENBERG im Geiste der damaligen Göttinger Naturwissenschaften erkennen. Immer wieder wandte sich HUFELAND gegen Spekulationen aller Art!

Die Angaben über die damaligen demographischen Verhältnisse sind infolge Fehlens genauerer und vergleichbarer Statistiken nur schwer übersichtlich darzustellen. Nach FISCHER [10] fanden z. B. in Preußen seit 1719 Volkszählungen alle 3 Jahre statt, seit 1748 alljährlich; um die Mitte des 18. Jahrhunderts entstanden in den deutschen Ländern langsam verschiedene Statistiken über die Bevölkerungsbewegung, über Sterblichkeiten, Geburten und Eheschließungen. Die enorme Kindersterblichkeit zeigte sich z. B. darin, daß in Wien weniger als die Hälfte aller Kinder das Alter von 3 Jahren erreichten. SÜSSMILCH, der Leibarzt Friedrichs II., errechnete damals eine Sterblichkeit von etwa 40 auf 1000 Einwohner. Nach SIGERIST [25] wird die jährliche Sterblichkeit im 18. Jahrhundert in den meisten Ländern mit kaum unter 50 auf 1000 Einwohner angenommen. Die Kindersterblichkeit war damals etwa zehnmal so hoch wie heute und die Lebenserwartung entsprechend niedrig. Die Einwohnerzahl stieg in Preußen von 1764 bis 1800 von 3,6 Mio auf 6,2 Mio und die Berliner Bevölkerungszahl erhöhte sich von 1760 bis 1797 von 95000 auf 183000, sie verdoppelte sich also. In Preußen kamen um 1800 auf 100 Eheschließungen 466 Kinder, auf

100 Gestorbene 130 Geborene. Im Lande Preußen fand also ein deutlicher Anstieg der Bevölkerung statt. Zur gleichen Zeit waren aber in vielen deutschen Städten wesentlich mehr Todesfälle als Geburten. Es ist also FISCHER [10] beizupflichten, wenn er die Auffassung vertritt, daß im 18. Jahrhundert die deutschen Städte im wesentlichen den Bevölkerungszuwachs nicht durch eigenen Geburtenüberschuß, sondern durch Einwanderung erhielten. Der Bevölkerungsanstieg der Staaten beruhte damals hauptsächlich auf der Vermehrung der Landbevölkerung. — Noch 1804 erkrankten in Deutschland an Pocken jährlich in diesen Jahren etwa 600000 Einwohner; davon starben jährlich 75000 Einwohner = 12,5 Prozent. — Wenn man an die Unsicherheit der medizin-statistischen Grundlagen denkt, dann gewinnen die von HUFELAND scharf beobachteten nüchternen und kritisch erhobenen Vorschläge zur Verbesserung der gesundheitspolitischen Situation um so größere Bedeutung und Bewunderung. — Die Geschichte der Sterblichkeit läßt sich nicht sehr weit zurück verfolgen. Die Sterblichkeit in jenen Zeiten wurde nicht nur durch die gesellschaftlichen Verhältnisse, durch die noch weitgehende Unkenntnis der Ätiologie stark beeinflußt, sondern auch durch Seuchen, Krieg und Hungersnöte. Und in geradezu historischer Erkenntnis der herrschenden gesellschaftlichen Verhältnisse sagt HUFELAND: „Geld macht Krieg und Frieden, Geld ist die Devise entschieden aller" (RIGLER [21]). — Auch VIRCHOW [28] vertrat die Auffassung, daß im allgemeinen im 18. und 19. Jahrhundert mindestens 150 Jahre lang die Zahl der Geburten nicht den Ausfall durch Tod deckte. Das änderte sich erst mit einem kleinen Überschuß der Geburten nach 1853. — Zu dem Elend der industriellen Ausbeutung im 19. Jahrhundert kamen damals noch große Hungersnöte mit riesigen Preissteigerungen hinzu. Diese Diskrepanz zwischen Preisen und Löhnen war in jener Zeit bereits ein besonderes Charakteristikum der außerordentlich schlechten wirtschaftlichen und gesundheitlichen Lage und der Verelendung der breiten Massen. Der schon zitierte Leibarzt Friedrichs II. (SÜSSMILCH) sagte damals: „Die Arbeiter leben von der Hand in den Mund. Wurden sie krank und am täglichen Erwerb gehindert, so waren Not und Elend da". Es sei für diese Armen, durch deren Arbeit Berlin reich und blühend geworden sei, im Falle der Erkrankung ganz unzureichend gesorgt! —

In der Heilkunde, das heißt sowohl in der wissenschaftlichen als auch in der praktischen Medizin sah es zu HUFELANDS Zeiten geradezu verwirrend aus. 1796 führte JENNER die erste Pockenschutzimpfung durch, 1805 begründete HAHNEMANN die Homöopathie, und PRIESSNITZ fordert die Kaltwasserbehandlung. Alle möglichen Strömungen tauchten auf und bekämpften sich in zahlreichen Zeitschriften gegenseitig. Es sei erinnert an die

BROWN'sche Reiztheorie, die scheinbar den Nervismus in den Vordergrund stellte, und an die Lehre MESSMERS vom tierischen Magnetismus. — Schließlich gab es auch noch naturphilosophische Betrachtungen über Krankheiten. HUFELANDS Göttinger Lehrer RICHTER kritisierte damals die in Deutschlands Medizin vorhandene Systemsucht (BREDNOW [5]). „Der Schade sei unendlich und so bald es ans Krankenbett gebracht wird — fürchterlich." — Gegen alle solche Irrtümer wandte sich HUFELAND. — SUDHOFF, der bekannte Medizinhistoriker, bezeichnete HUFELANDS Leben und Wirken als einen deutlichen Protest gegen die zahllosen Versuche, die Medizin in ein System zu pressen. SUDHOFF weist darauf hin, daß HUFELANDS umfassende Bildung auf allen Gebieten ihn die Unsicherheit der damaligen theoretischen Grundlagen der Heilkunde erkennen ließen. Die damals herrschenden medizinisch unwissenschaftlichen Strömungen veranlaßten den bekannten Medizinhistoriker DIEPGEN [7] zu der aufrüttelnden Anfrage: „Was sollte der praktische Arzt damit anfangen?" — „Die Krankheit der Sünde verwandt, die Heilung an kirchliche Entsühnung gebunden wie es RINGEIS in München und andere lehrten!" Es gab damals Heilkundige verschiedener Klassen und Ränge. Arzt war noch nicht identisch mit Chirurg und Chirurg noch nicht mit Arzt. Immer wieder trat HUFELAND gegen die stark verbreitete Kurpfuscherei auf, ein Problem, das wir auch heute noch nicht gelöst haben. Als Beispiel sei der Hofmedicus MASIUS in Mecklenburg/Schwerin erwähnt [22], der über die unabsehbaren Heere der medizinischen Quacksalber und Afterärzte schrieb: „Man kann sicher behaupten, daß die Pfuscher mehr Menschen ums Leben bringen, als die geschicktesten Ärzte mit aller Mühe erhalten könnten ..." Auch in Anbetracht dieser verwirrenden Verhältnisse auf dem Gebiet der gesamten Heilkunde muß es HUFELAND hochangerechnet werden, daß er seinen klaren Blick bewahrte und ein edles humanistisches Arzttum gegenüber den Irrtümern der damaligen Medizin vertrat.

CHRISTOPH WILHELM HUFELAND wurde am 12. August 1762 in Langensalza in Thüringen geboren. Vater und Großvater aus einer alteingesessenen Thüringer Familie waren ebenfalls Ärzte. Sein Vater verzog noch in früher Jugend HUFELANDS nach Weimar, wohin er einem Ruf der Herzogin Anna-Amalia folgte. Er betätigte sich dort als Rat und Medicus am herzoglichen Hofe in Weimar. Die Erziehung HUFELANDS war auf humanistischen Grundsätzen aufgebaut. Er studierte ein Jahr in Jena, dann in Göttingen. Dort begann schon sein Bestreben nach naturwissenschaftlich-experimenteller Erkenntnis, gegen Spekulationen. — Schon als Kind und Junge zeigte HUFELAND deutliche Neigungen zu literarischer Tätigkeit. Bereits mit 21 Jahren, gleich nach seiner Promotion mußte er nach Weimar zurückkehren. Denn sein hochangesehener praktizierender Vater war fast erblindet. Unter seiner Anleitung übernahm er also in jungen Jahren eine schwere, mühsame und ausgedehnte Landpraxis. Er schreibt darüber in seiner Selbstbiographie [14], er müsse von früh bis abends herumlaufen, stundenlang über Land fahren, und es wäre für ihn eine kaum zu überwältigende Arbeit, Sorge und Anstrengung. Er mußte damals schon für die ganze Familie sorgen, besonders für seine Schwestern.

Hufeland hatte in seiner Jugendzeit deutliche Züge einer gewissen Schwermut, die nach eigenen Angaben in der Tiefe seines Charakters lag. Er nahm alles sehr ernst. Er versorgte mit außergewöhnlicher Gewissenhaftigkeit und großer Aufopferung seine Patienten. Von seinem Tageslauf sagte er: „Ich war oft so erschöpft und von Sorgen niedergedrückt, daß ich wünschte, es möge die letzte Nacht sein". Er dispensierte die Arzneien für seine Patienten selbst, fertigte Abkochungen, Pulver und Pillen an und führte ein ganz sorgfältiges Krankenjournal.

Die große Wende in seinem Leben trat dann zunächst 1792 (mit fast 31 Jahren) ein. Er hatte sich trotz der überwältigenden Praxisarbeit schon viel mit medizinisch-historischer Literatur beschäftigt, besonders mit den hippokratischen Schriften, und seine Allgemeinbildung umfassend vertieft. An einem Freitag, bei der sogenannten Goethe'schen „Freitagsgesellschaft" trug er auf Wunsch von Goethe, mit dem er schon jahrelang freundschaftliche und wissenschaftliche Gespräche geführt hatte, Gedanken aus seiner später so berühmt gewordenen „Makrobiotik" vor. Und damals erklärte der Herzog: „der Hufeland paßt zu einem Professor, ich will ihn nach Jena versetzen", mit Goethes offensichtlicher Zustimmung. An diesem Abend schrieb Hufeland [12] in sein mit fast pedantischer Genauigkeit geführtes medizinisches Tagebuch:

„Der Menschen Leiden zu versüßen,
das hohe Glück ganz zu genießen,
ein Helfer, Tröster hier zu sein,
dies, Gott, laß' mich bei allen Sorgen
bei Tageslast, an jedem trüben Morgen
gerührt empfinden, ganz mich weih'n,
zu helfen, trösten, zu erfreu'n!"

1787 heiratete Hufeland mit 25 Jahren die Pastorentochter Juliane Amelung, damals 16 Jahre alt. — In der Zeit seiner Weimarer und danach seiner Jenaer Tätigkeit als Professor hat er eine außerordentlich vielseitige geistige Anregung erhalten. Der bekannte Goethe-Biograph Bielschowsky [4] sagte damals von Weimar und Jena: Mit Ausnahme des perikleischen Athen habe nie eine Stadt der Welt eine gleiche Fülle hervorragend schöpferischer Geister in ihren Mauern gesehen: GOETHE, SCHILLER, FICHTE, SCHELLING, HEGEL, WILHELM und ALEXANDER VON HUMBOLDT, AUGUST WILHELM und FRIEDRICH SCHLEGEL, BRENTANO, TIECK, VOSS und andere. Sie machten Jena insbesondere zur Blütestätte des Klassizismus, zur Geburtsstätte der nachkantischen Philosophie und der Romantik. — Dabei ist besonders zu betonen, daß viele hervorragende Geister jener Zeit HUFELANDS Patienten waren, mit denen er jahrelang persönliche, menschliche und zum Teil freundschaftliche Beziehungen hatte. — Wie eng z. B. die freundschaftlichen Bindungen mit FRIEDRICH VON SCHILLER damals und noch später in Berlin waren, geht aus einem Brief SCHILLERS [24] von 1804 hervor, als SCHILLER mit dem Gedanken einer Übersiedlung nach Berlin spielte. Er bezeichnete HUFELAND in der Anrede mit „mein Teurer verehrter Freund" und schließt: „... so lassen Sie, teurer Freund, Ihr Herz und Ihre Arme mir geöffnet sein und Ihre Hausgötter mich freundlich empfangen. Von Herzen umarmt Sie Ihr ganz ergebener SCHILLER". — Auch GOETHE stand HUFELAND sehr nahe. Nach GOETHES Ableben schrieb HUFELAND mit tiefer Erschütterung [20] u. a.: er habe zehn Jahre lang das Glück gehabt, als Arzt und Freund seines näheren Umgangs zu genießen. Zwar habe er dem Arzt wenig zu tun gegeben, seine Gesundheit war in der Regel vortrefflich; aber desto lieber unterhielt er sich mit dem Arzt als Naturforscher. So genoß HUFELAND „manche Stunde der interessantesten Mitteilung, Belehrung und geistigen Erweckung ..." —

Die Professur in Jena dauerte von 1793 bis 1801. Er erhielt dort jährlich 300 Taler Gehalt und Kolleggelder. Er las täglich 4 Stunden vor 80 bis 100 Hörern. Während der Jenaer Zeit erhielt er Berufungen nach Kiel, Leipzig, nach Petersburg und Pavia (dort mit 4000 Talern Gehalt und 4 Monaten Ferien). Er lehnte sie aber ab, aus Dankbarkeit gegen sein Vaterland. Von Pavia fürchtete er auch den Einfluß des Katholizismus auf seine Kinder und die bevorstehende Invasion Napoleons. Schon in Jena erblindete HUFELAND 1798 mit 36 Jahren plötzlich auf einem Auge, nach einer durchnäßten Nachtfahrt in seiner Praxis. Bereits damals nahm er den Studenten BISCHOF in sein Haus, zum Vorlesen und zum Diktieren, der später während der preußischen Befreiungskriege seine erste Ehe zerbrach. — Es erfolgte dann 1801 ein Ruf nach Berlin mit einem Gehalt von 1600 Talern als Leibarzt der königlichen Familie, als Direktor des Collegium Medicum und als erster Arzt in der Charité. — Seit dieser Zeit begannen sich immer deutlicher seine gesundheitspolitischen Bestrebungen, seine sozialhygienischen Forderungen und Veröffentlichungen zu vermehren. Schon in der Jenaer Zeit war er durch seuchenhygienische Schriften (über Ruhr, über Pockenimpfung) hervorgetreten. Bereits in Weimar hatte er das erste

Leichenhaus gegründet. In Berlin traf er nach eigener Angabe auf viele ältere Kollegen, denen gegenüber er es schwer hatte, sich durchzusetzen. — Er verbrauchte damals für seine Familie zum Leben und für die Equipage 4—5000 Taler. Also mußte er wieder „Privatpraxis" betreiben. Er war praktisch von 9 Uhr morgens bis 4 Uhr nachmittags und von 5 Uhr nachmittags bis 8 Uhr abends auf der Straße, mit 30 und 40 Hausbesuchen täglich. Als er wieder erneute Angebote erhielt, wies ihm der König 20000 Taler zum Bau eines Hauses an. Er kaufte eine Villa im Berliner Tiergarten und nannte sie bezeichnenderweise „Friedenstal"; dafür erhielt er aber aus der königlichen Kasse nur 15000 Taler!

Berlin hatte damals 200000 Einwohner. HUFELANDs erste Wohnung in Berlin war in der Charlottenstraße. Neben den Linden als Prachtstraße hatte Berlin damals (HERTWIG [11]) kleine Nebengassen mit Misthaufen vor den Türen, ein kotiges Steinpflaster mit vielen Löchern und mit einem ekelhaften Gestank der Rinnsteine. HUFELAND wollte mit allen zur Verfügung stehenden Mitteln das Leben der Menschen in Berlin verbessern, sagte aber damals zu seiner Frau Juliane: „vorläufig stinkt es noch gewaltig hier". Er lernte bald den bekannten Geheimrat Dr. HEIM kennen („Der alte Heim"), mit dem er sich innig anfreundete. HEIM war ein Original, und ebenso wie auch bald HUFELAND, von außerordentlicher Beliebtheit bei der ganzen Bevölkerung, besonders durch ihre kostenlose Behandlung armer Menschen. Beide unterhielten sich oft über die unhygienischen und gesundheitsschädlichen Verhältnisse, namentlich der einfachen Menschen. Damals starben von den Einwohnern Berlins im Alter zwischen 20 bis 36 Jahren 1000 jährlich an Schwindsucht. Kübel mit Unrat fuhr man mit Hunden in die Spree und schüttete sie dort aus. Man trank Spreewasser und braute auch Bier daraus. — Als SCHILLER mit seiner ganzen Familie 1804 HUFELAND in Berlin-Tiergarten besuchte, soll damals SCHILLER zu HUFELAND gesagt haben: „Ich glaube, Berlin wird einmal die Hauptstadt unseres großen Vaterlandes werden". — HUFELAND erklärte, getreu seiner sozialhygienischen Beobachtung, in einem Vortrag aus der „Makrobiotik": „Wir haben zu viel arme Menschen, die hungern und betteln gehen. Es fehlt ihnen an gesundem Wohnraum, an der nötigen Kleidung. Die unhygienischen Verhältnisse in Berlin, das ständige Verseuchen der Spree mit Abfallstoffen erhöhen die Sterblichkeit und verhindern eine lange Lebensdauer". Er erklärte sogar: „Von Natur aus sind alle Krankheiten und Seuchen — wie auch schlechte gesellschaftliche Verhältnisse — unnatürlich". Sehr viele seiner Forderungen in dieser Richtung konnte er natürlich damals in jenem Zeitalter und wegen der Engstirnigkeit des Königs nicht durchsetzen. Er erkannte schon damals und sprach es auch offen aus, daß der

Staat für die Gesundheit seiner Einwohner verantwortlich sei. So erklärte er auch in diesem Zusammenhang: „Früh verbraucht starben fast zu allen Zeiten immer nur die unbekannten Armen, denen es trotz größter Leistungen für die herrschenden Klassen sogar am täglichen Brot fehlte". Über solche offenen Worte war der König öfter sehr unwillig, obwohl das Band des Vertrauens zu den Angehörigen der königlichen Familie als Arzt und freundschaftlicher Berater immer ein enges und aufrichtiges blieb.

Es kamen nun für HUFELAND schwere Jahre, als er nach der verlorenen Schlacht von Jena und Auerstedt 1806 die Königin Luise mit ihren Kindern auf der Flucht nach Memel und Königsberg begleiten mußte. Seine Frau mußte er mit den Kindern zurücklassen. Er machte große Strapazen durch, auf der bekannten Fahrt im Januar 1807 bei Kälte und Sturm über das Haff 3 Tage und 3 Nächte lang nach Memel. In diesen trüben Jahren in Memel (1807/08) lebte er sehr abgeschieden, und damals trennte sich seine erste Gattin nach 18jähriger Ehe mit 7 Kindern von ihm. Das traf HUFELAND aufs schwerste. In dieser gemütserregenden Verfassung liest er die Bibel zum zweiten Mal und SCHILLERS Gedichte, die er auf die Flucht mitgenommen hatte. Die Jahre 1808 und 1809 verbrachte er in Königsberg. Dort schrieb er auch sein Werk über die deutschen Heilquellen, arbeitete aber auch bereits damals ganz eingehend an der neuen Organisation des preußischen Medizinalwesens und an der Vorbereitung der Gründung der Universität Berlin, besonders gemeinsam mit den 3 Ministern STEIN, ALTENSTEIN, WILHELM VON HUMBOLDT. 1809 kehrte er, wie er selbst sagte, sehr vereinsamt und niedergeschlagen nach Berlin in sein leeres Haus zurück. HUFELAND gründete in der Charité die erste Poliklinik; er war wiederholt beim König vorstellig geworden, daß viel mehr Polikliniken in Preußen errichtet werden müßten. Bei der Gründung der Berliner Humboldt-Universität war er der erste medizinische Dekan. In dieser Zeit wurde er auch in die Akademie der Wissenschaften berufen. Damit war HUFELAND der erste Lehrer der Medizin an der Universität, der gleichzeitig auch Mitglied der Akademie der Wissenschaften gewesen ist. Das läßt uns an unseren hochverehrten Senior der Klasse für Medizin THEODOR BRUGSCH denken [6]. Bei seiner Aufnahme in die Deutsche Akademie der Wissenschaften im Jahre 1949 geschah es zum zweiten Mal, daß ein Arzt und Lehrer der Inneren Medizin in unsere Akademie gewählt wurde. –

Nun begann 1810 HUFELAND als erster mit den Vorlesungen in Gegenwart seines damals inskribierten Sohnes EDUARD. – Gleichzeitig wurde HUFELAND Staatsrat, erhielt in dieser Zeit den Roten Adlerorden III. Klasse. Er wurde Leiter des Collegiums Medicum Chirurgicum und Leiter der Militärakademie, gleichzeitig auch Leiter der Abteilung Gesundheitswesen im Innenministerium unter ALEXANDER VON HUMBOLDT. — Immer blieb HUFELAND in Verbindung mit der Praxis und immer wieder betätigte er sich als richtungweisender Erzieher bei den Studenten, bei den Ärzten und bei der ganzen Bevölkerung. Wenn er gegen Abstraktionen und Spekulationen auftrat, zeigte er gleichzeitig in Wort und Schrift eine vornehme Toleranz zu anderen Auffassungen. — 1813/1814 mußte HUFELAND nochmals mit der königlichen Familie vor NAPOLEON nach Schlesien fliehen. Nach seiner Rückkehr war er nunmehr 7 Jahre „Witwer". 1815 konnte er mit HELENE TROSCHEL die zweite Ehe eingehen. Die Jahre 1815 bis 1820 bezeichnete er selbst als „glückliche Zeiten". HUFELAND war weiterhin unermüdlich für das öffentliche Wohl tätig. Er verlangte, daß der Staat Ärzte als gutbezahlte Beamte anstellen sollte, die sich davon überzeugen müßten, wie die einzelnen Gesellschaftsschichten wohnen und arbeiten, wie die Familien leben, unter welchen Bedingungen die Geburten vor sich gehen usw. HERTWIG [11] hebt mit Recht hervor, daß HUFELAND forderte, der Staat sollte sich um die Schulgesundheitspflege kümmern, um die Hygiene der Schulräume und auch der Arbeitsräume in Stadt und Land. HUFELAND verlangte sogar staatliche Hygienegesetze.

Die Berliner Gesellschaft wies damals um 1820 auch eine Fülle von hervorragenden Namen auf, die zur Geistesgeschichte jener Zeit gehörten: ACHIM und BETTINA VON ARNIM, BRENTANO, CHAMISSO, E. T. A. HOFFMANN, DEVRIENT, SCHLEIERMACHER, ARNDT, C. M. VON WEBER, ZELTER, HEINE, TIECK, SCHINKEL usw. Auch in diesen Kreisen hielt HUFELAND begehrte und aufgeschlossen empfundene gesundheitserzieherische Vorträge. Aber immer wieder ist zu erkennen, daß er sehr viele seiner vorausschauenden Forderungen durch die Borniertheit und Engstirnigkeit der damaligen herrschenden Kreise nicht durchzusetzen vermochte. HUFELAND ging sogar so weit, eine soziale Versicherung zu empfehlen, wobei jeder nach seinem Verdienst für die Krankenpflege und für die Ärzte Beiträge zahlen sollte. 1816/17 breitete sich eine Hungersnot aus. Die Ausbeutung stieg, das Volk verarmte. In den zwanziger Jahren des 19. Jahrhunderts entstanden in Berlin schon Mietskasernen mit ihrer Gefährdung für Tuberkulose, Geschlechtskrankheiten, Prostitution usw. Die Unterschiede zwischen niedrigen Löhnen und wichtigen Nahrungsmitteln waren sehr kraß geworden. 1831 trat, aus dem Osten kommend, die Cholera auf. Die immer wiederkehrenden Ermahnungen HUFELANDS und HEIMS nach seuchenhygienischen Anordnungen hätten es vielleicht verhindern können. HUFELAND schrieb damals eine Armen-Pharmakopoe. Sie war, wie STORCH [26] bei der Feier des 198. Geburtstages HUFELANDS vor zwei Jahren mit Recht hervorhob, auch eine Anleitung für junge Ärzte überhaupt. Sie wurde später auch in den Krankenanstalten verwendet, von anderen Staaten übernommen, und sie war ein Vorläufer der späteren sogenannten Berliner Magistralformeln und sogar auch der jetzigen Rezeptformeln. – In seiner Eigenschaft als Vorsitzender aller staatlichen Prüfungskommissionen trat er für eine strenge Einhaltung der Prüfungsbestimmungen ein. Auch dadurch wollte er der Kurpfuscherei entgegenwirken.

Für seine hingebungsvolle Arbeit wurden HUFELAND mancherlei Ehrungen zuteil. 1830, nahe des 70. Lebensjahres, wurde ihm vom König der erbliche Adel angeboten. Dadurch fühlte er sich in eine große Verlegenheit versetzt. Nach eingehender innerer Prüfung lehnte er dieses Anerbieten ab. Er wollte seine Kinder davor bewahren, daß sie sich als besondere Menschen dünkten. Er hielt es für seine Pflicht, den ehrlichen Bürgerstand, in welchem er geboren wurde, zu ehren und ihm das „bißchen Ehre und Verdienst", das er sich etwa erworben habe, zuzuwenden. Dabei bezeichnet er das damals geheiligte Duell als eine „schreckliche Gelegenheit zum Morde" [12]. Er wendete sich gegen den Kastengeist, gegen Stehlen („denn was heißt Schuldenmachen und nicht bezahlen anders ?"). Nach der Ablehnung des Adelstitels fühlte er sich in seinem „Gewissen recht erleichtert und beglückt vor seinen Kindern" [13].

Eine besonders hohe und vor aller Öffentlichkeit herausgestellte Ehrung wurde HUFELAND am 14. 7. 1833 aus Anlaß seines 50. Doktorjubiläums zuteil. Damals, 71jährig, war er schon etwas kränklich und stark sehbehindert, und es war ihm nicht möglich, persönlich zugegen zu sein. Die Akademie der Wissenschaften veranstaltete eine Feier, bei der ihm ein Carmen Gratulatorium überreicht wurde, mit mehreren tausend Unterschriften, darunter auch denen der königlichen Familie, der Minister, der Militärärzte, der Physici und einer großen Anzahl wichtiger Persönlichkeiten. Dieses Carmen Gratulatorium mit allen litographierten Namenszügen der Glückwünschenden war als Papierrolle von 6 Fuß Breite groß und 24 Fuß Länge beim Festakt an einer Wand angebracht. Die schwungvolle Glückwunschode im Versmaß nach ALKAIOS und HORAZ war von dem Geheimen Staatsrat VON STAEGEMANN verfaßt. 5000 Taler wurden als Grundstock zu der später so bekannt gewordenen *Hufelandstiftung* für alte bedürftige Ärzte benutzt. Zur gleichen Zeit wurde die heute vor Ihnen stehende Marmorbüste von Professor RAUCH aufgestellt, auch ein kleines Erzstandbild von DRAKE als Geschenk der Ärzte.

Auch wurde nach AUGUSTIN [1], der 1837 auf Grund langjähriger Bekanntschaft mit HUFELAND und auf Aufforderung des Vereins für Heilkunde in Preußen nach HUFELANDS Tode über ihn berichtete, eine goldene Medaille geprägt, nach einem Entwurf von RAUCH. Die erste Seite zeigt das Brustbild des Jubilars, die zweite Seite zwei Genien, die eine niedergesunkene weibliche Figur aufrichten und den Lebensfaden weiterspinnen, eine feinsinnige Symbolik zu HUFELANDS Makrobiotik. — Damals erhielt HUFELAND auch den Roten Adlerorden I. Klasse mit Eichenlaub. Zu dieser Zeit machte man ihn auch zum Ehrenbürger seiner Geburtsstadt Langensalza in Thüringen. — Der Verein der polnischen Ärzte sandte Geschenke, die Academia Leopoldina überreichte eine Abhandlung, in der einer neuen Pflanzengattung der Name *Hufelandia* gegeben wurde. HUFELAND konnte sich nur nachträglich, von seinem kleinen Landgut Marxdorf in Schlesien aus, schriftlich auf dem Wege über die Berliner Zeitungen bedanken, und außerdem über die Regierungs-Medizinalräte bei allen Ärzten Preußens. —

Die letzten drei Jahre seines Lebens verbrachte HUFELAND, wenn auch körperlich schon stark behindert, mit eifrigem Arbeiten zu. Jahrelange Anfälle von Dysurie plagten ihn, später auch Harnverhaltungen. Die Blase mußte punktiert werden; 3 Tage danach starb er, 74jährig. Die Sektion [1] ergab eine „gänzliche Verschließung der Urethra durch hornartig verhärtete Prostata bei völlig normalem Zustand aller übrigen Organe“.

HUFELAND hatte sich zu der damaligen Zeit auch schon um die Gründung medizinischer Gesellschaften verdient gemacht. 1810 gründete er die medizinisch-chirurgische Gesellschaft, die bei seinem 50jährigen Doktorjubiläum (SUDHOFF [27]) durch eine Königliche Kabinettsordre vom 21. 5. 1833 in die Hufelandische Gesellschaft umbenannt wurde. Die Anzahl seiner wissenschaftlichen Veröffentlichungen war beachtlich. So hat der bekannte Medizinhistoriker SUDHOFF [27] zusammengestellt, daß HUFELAND über 400 Publikationen verfaßt hat, von denen hier nur einige erwähnt werden konnten. Besonders groß sind seine Leistungen bei der Herausgabe verschiedener Zeitschriften, die er begründete, so das Journal der praktischen Heilkunde, mit 98 Bänden, die Bibliothek der praktischen Heilkunde (seit 1799 bis 1844). Das war nach HUFELANDS eigener Auffassung [14] das erste medizinische Referatenorgan, in dem sämtliche wesentlichen, neuen, praktisch-medizinischen Veröffentlichungen kritisch besprochen wurden“. — Dabei war sein Ziel die Heranbildung des ärztlichen Nachwuchses und die ständige Fortbildung der älteren Ärzte. Hier hat er an vielen Stellen sein Ethos als Schriftsteller formuliert und herausgestellt, am markantesten etwa 1811, nach Angabe seines Zeitgenossen SACHS [23] anläßlich eines Rückblicks auf sein 70jähriges Leben und Wirken (1832). HUFELAND schrieb damals: „Der wahre Schriftsteller muß seine Persönlichkeit so ausziehen, daß es ihm gleichgültig ist, unter welchem Namen, dem seinigen oder einem anderen, seine Idee zur Welt kommt. Es ist genug, daß sie in die Welt kommt und unentstellt ins Leben eingeführt wird! Die wahre

Unsterblichkeit ist ja nicht Unsterblichkeit des Namens, sondern der Sache, das geistige Fortleben und Fortwirken unseres Daseins." — Er betont in seiner Selbstbiographie, daß er alles Geschriebene nicht aus dem Kopf, sondern aus der Natur und aus der Erfahrung entnommen habe ..., „wie ich überhaupt nie die Feder irgend eines äußeren Zweckes wegen angesetzt habe, sondern immer nur, wenn ich so von einem Gegenstande und meiner Überzeugung erfüllt war, daß ich durch inneren Antrieb gedrängt wurde, mich darüber auszusprechen". Ein ähnlich hohes Ethos lebte er als Arzt vor und vertrat es in Wort und Schrift. Sein Abschlußwerk „Enchiridion Medicum" gibt dafür zwei hervorragende Beispiele [1]: Das erste: „Jeder Kranke ist ein Tempel der Natur, nahe dich ihm mit Ehrfurcht und Weihe, entferne von Dir Leichtsinn, Selbstsucht und Gewissenlosigkeit, dann wird sie gnädig auf Dich blicken und ihr Geheimnis Dir aufschließen". In dem zweiten Beispiel mahnt er: „Der Arzt muß in der Ausübung seiner Kunst bloß den Menschen sehen, und keinen Unterschied unter Armen und Reichen, Großen und Niedrigen machen!" — In seinen Erinnerungen bringt er zum Ausdruck, daß „der beschäftigte Arzt keinen Augenblick sicher für sich habe". — Der Arzt gewöhne sich daran, nie mit Gewißheit auf etwas, auch nicht auf Freuden und Genüsse zu rechnen, „eine Eigenschaft, die in diesem unsicheren Erdenleben überhaupt sehr nützlich ist".

Das Werk, durch das Hufeland am berühmtesten geworden ist, ist seine „Makrobiotik oder die Kunst, das Leben zu verlängern" [13]. Es ist in vielen Auflagen erschienen und noch 1958 neu herausgegeben worden. Hufeland stellt dieses Werk unter das Motto von Goethe aus *Egmont*: „Süßes Leben! Schöne freundliche Gewohnheit des Daseins und Wirkens! — Von Dir soll ich scheiden?" — In wenigen Jahren wurde dieses Werk in alle europäischen Sprachen, sogar ins Chinesische, übersetzt. Deshalb darf darüber noch einiges Nähere gesagt werden. Im theoretischen Teil äußert er sich über die Schicksale der wissenschaftlichen Auffassungen in alter und neuerer Zeit; er sieht die Zusammenhänge der Lebensdauer und Lebenskraft im großen biologischen Rhythmus. Wir erfahren sorgfältige Beobachtungen über die Lebensdauer der Pflanzen, der Bäume und der Tierwelt. Überall zeigt sich in Hufelands Schilderungen eine erstaunliche Kenntnis der Naturgeschichte und der Literatur vergangener Zeiten. — Hufeland findet ein besonders langes Leben unter den Menschenklassen, die unter körperlicher Arbeit und in freier Luft ein einfaches und naturgemäßes Leben führen. Leider sei es bei den Ärzten gar nicht so. Bei diesen heißt es vorwiegend: „Aliis inserviendo consumuntur, aliis medendo moriuntur". — Auch hier klingen schon bei den Fragen der Lebensverkürzung kritische gewerbehygienische Betrachtungen an, in dem damaligen Zeitalter des beginnenden Frühindustrialismus. HUFELAND hat hier beobachtet, daß das „in neuerer Zeit so ausgebreitete Fabrikwesen einen äußerst nachteiligen Einfluß auf die Lebensdauer“ habe. „In manchen Fabrikorten sei die mittlere Lebensdauer nur halb so groß als auf dem benachbarten Lande“. HUFELAND sagte in einem ähnlichen Zusammenhang: „Auch ein hervorragender Arzt kann nichts gegen das Wesen der Krankheit unternehmen, wenn die Arbeits- und Lebensbedingungen der Menschen krankmachend bleiben“. Das waren offenbar damals ganz neue Gedankengänge und Beobachtungen, wie wir sie später bei ENGELS in der „Lage der arbeitenden Klasse in England“ in so hervorragender Weise wiederfinden. — HUFELAND gewinnt den Eindruck: „Den schrecklichsten Grad der Menschensterblichkeit treffen wir in zwei Erfindungen der neueren Zeit an, unter den Negersklaven in Westindien und in den Findelhäusern“.*)

HUFELAND schätzte damals die mögliche Dauer des menschlichen Lebens bei einer richtigen Lebensweise auf etwa 200 Jahre; er kommt zu der Annahme, daß alle vor dem 100. Lebensjahr erfolgenden Todesarten künstlich, das heißt durch Krankheiten oder Zufälle, hervorgerufen werden. Zu den Methoden der Lebensverlängerung rechnet er Abhärtung, Retardation des Lebenskonsums, einen guten Magen und gute Zähne, gute Respirationsorgane und ein nicht zu reizbares Herz. Er verbindet aber auch die somatische Hygiene mit der psychischen Hygiene, wenn er daran anschließt: „aber auch Hoffnung, Liebe, Freude, Heiterkeit und Frohsinn!“ — Als Verkürzungsmittel des Lebens gelten ihm (auszugsweise) eine schwächliche Erziehung und Verzärtelung, Ausschweifungen in der Liebe und Verschwendung der Zeugungskraft, Krankheiten und ihre unvernünftige Behandlung, unreine Luft, Unmäßigkeit im Essen und Trinken, üble Laune, allzugroße Geschäftigkeit, Müßiggang und psychische und kontagiöse Gifte. HUFELAND hatte sehr konkrete Vorstellungen von der Wirkung dieser kontagiösen Gifte, ohne daß die Bakteriologie bis dahin auf den Plan getreten war. Zur Verhütung von venerischen Infektionsmöglichkeiten gab er Anweisungen, die durchaus auch heute noch gültig sind. Er sprach z. B. von der Übertragung der Syphilis auf Säuglinge durch eine luetische Amme. Er sprach über Auswirkungen der Unsauberkeit und der Unhygiene in den Gastwirtschaften und beschreibt bei Pocken und Masern sehr gut die Kon-

*) Von den Negersklaven stirbt jährlich jeder 5. bis 6., also ungefähr so viel, als wenn beständig die fürchterlichste Pest unter ihnen wütete.
Im Pariser Findelhaus werden jährlich 7000 Findelkinder eingeliefert; nach 10 Jahren sind nur noch 180 am Leben. — 6820 sind also gestorben!

taktmöglichkeiten. HUFELAND ist den Erkenntnissen PASTEURS und KOCHS erstaunlich nahe gewesen (Variabilität der Infektionskraft, Abhängigkeit von Boden, Klima und Wetter, Theorie über den Keim als Ursache, seine Wandelbarkeit und Angriffskraft, gesunde Keimträger). Er trat in seiner Tätigkeit in Berlin und schon vorher in Jena und Weimar für die Einführung der staatlichen Pockenschutzimpfung ein und machte das preußische Beispiel zum Vorbild für ganz Deutschland. Vorausahnend äußerte er sogar die Meinung, daß auf einem ähnlichen Impfwege auch andere Seuchen beseitigt werden könnten. So nennt der bekannte Medizinhistoriker DIEPGEN [7] mit Recht seine Makrobiotik eine umfassende Gesundheitslehre des Lebens und der Seele. Wenn uns auch davon vieles heute als selbstverständlich erscheint, so war es das damals in keiner Weise. Darin liegen Größe und Weitblick und auch der ungewöhnlich große populäre und internationale Erfolg dieses Werkes.

Mit Recht stellt HERTWIG [11] besonders heraus, daß HUFELAND immer wieder betonte, die Lebensverlängerung der Menschen sei ein gesellschaftliches Problem. HUFELAND erklärte damals, der Staat habe die Verpflichtung, unter Einschluß nicht nur der Lebens-, sondern auch der Arbeitsverhältnisse der Menschen, seinen Mitgliedern ein langes und gesundes Leben zu ermöglichen. Er verlangte zur Verwirklichung planmäßige Vorbereitungen auf allen Gebieten des Lebens, im sozialen Zusammenhang und von medizinischer Seite aus. Wie sehr HUFELAND die Popularisierung seines für gebildete Laien durchaus verständlich geschriebenen Werkes über die Makrobiotik darüber hinaus noch am Herzen lag, zeigt die folgende Episode: Auf seinem Sterbebett im August 1836 verfaßt er in 28 Merkversen „Lebensregeln". Sie bringen vieles Wichtige aus seiner Makrobiotik in einer schlichten, verständlichen und lebensnahen Darstellung.

HUFELAND war ein vorbildlicher und in seinen Methoden geradezu moderner Hochschullehrer. Seiner Berufung nach Jena im Jahre 1793 folgend, begann er sofort mit einer für ihn typischen Gepflogenheit. Er kündigte zusätzlich eine Vorlesung an für Hörer aller Fakultäten, über Fragen aus dem Komplex seiner Makrobiotik. Es war für Jena etwas Außergewöhnliches, daß man einen genügend großen Hörsaal nicht finden konnte und umziehen mußte, weil der Raum nicht ausreichte, die über 500 daran teilnehmenden Studierenden aufzunehmen. Auch hier zeigt sich der immer wiederkehrende Zug HUFELANDS, seine Lehren möglichst vielen zugänglich zu machen. Sein Lehrziel war nach HOLTZ [12] nicht nur die Übermittlung von Wissensstoff, sondern auch von Tugend, edler Gesinnung und Empfehlung feiner Lebensformen. Schon in Jena und später auch in Berlin hielt er private Übungen mit den Studenten in seiner Wohnung ab und führte auch öffentliche Gespräche in seinem Institut gemeinsam mit dem Anatomen LODER. Der damals im Mittelpunkt der Jenaer Fakultät stehende Anatom LODER, der ehemalige Lehrer HUFELANDS, lobte von HUFELAND [17]: — die Klarheit seiner Begriffe, die Menge seiner Kenntnisse, die Deutlichkeit seiner Darstellung, die Präzision seines Vortrags und die Annehmlichkeit seines Ausdrucks. — Als HUFELAND 1793 in Jena seine Vorlesungen begann, verfaßte er eine kleine Schrift „Ein Wort an meine künftigen Herren Zuhörer" [15]. Darin gibt er wichtige Hinweise, wie er die Medizin seiner Zeit sieht; diese kleine Schrift wirkt erzieherisch und geradezu aktuell im Sinne unserer heutigen Reform des Medizinstudiums. HUFELAND war gegen die Systemlosigkeit, gegen unbegrenzte Freiheit. Er sah die Gefahr der Oberflächlichkeit. So heißt es in dieser Schrift: „Ich komme vom Krankenbett zu Ihnen und werde Ihnen praktische Medizin oder vielmehr die Medizin praktisch vortragen, aber nicht im Gegensatz von Theorie. Nur der Arzt kann ein glücklicher und vollkommener Praktiker sein, den bei der Ausübung seiner Kunst richtige theoretische Grundsätze leiten." HUFELAND vergleicht einen praktischen Arzt ohne Theorie mit einem Schiff ohne Steuerruder. Die rein theoretische Methode sei aber, wie er es aus vielen Beispielen erfahren habe, ebenfalls nicht sehr hilfreich. Er lehnte also beide Extreme ab und gab ein klassisches Beispiel für die Verwirklichung des Wahlspruchs unserer Akademie „Theoria cum Praxi". So, wie es heute noch sehr nötig ist, unseren jungen Studenten und Medizinern das epidemiologische Denken zu vermitteln, sagte schon damals HUFELAND vor 170 Jahren, ohne jede Kenntnis der modernen Bakteriologie, zu seinen Studenten: Jede Epidemie habe ihren ganz eigentümlichen Charakter und sei gewissermaßen als eine neue Krankheit anzusehen. Er empfiehlt, „die Sprache der Natur zu verstehen, das Wesentliche vom Zufälligen abzusondern". Methodisch empfiehlt er drei Wege: den akademischen Unterricht, die Krankenbesuche und die Lektüre („aber nicht das jetzt so gewöhnliche Viel-Lesen, sondern das Gut-Lesen!"). Am Krankenbett wünscht er nicht nur das Sehen, sondern es kommt auf die Art des Sehens an. Der Student soll kein Chaos von Bildern aufnehmen, sondern es geht um „Ordnung und Bestimmung". — Klassisch und völlig allgemeingültig sind seine einfachen und erhabenen Worte, nicht nur für Ärzte: „Wahrheit sei unser höchstes Gut. Nicht scheinen, sondern sein, nicht die Schale, sondern der Kern, nicht der äußere Schimmer glänzender Hypothesen oder vielversprechender Rezepte, sondern Kenntnis der Natur, ihrer Gesetze, ihres Willens, sei unser Zweck und möglichste Simplizität im Erklären, Auswahl und Anwendung der Mittel, sei unser Gesetz!" — Das ist eine großartige erzieherische und verehrungswürdige Art, den Unterricht der Studenten zu beginnen. HUFELAND forderte schon damals von ihnen die weitestgehende Berücksichtigung des Milieus, der äußeren Umstände (Klima, Alter, Stand, Handwerk und die verschiedenen Konstitutionen). Bei der Ankündigung, an zwei Tagen in der Woche von 6 bis 7 Uhr abends ein medizinisches öffentliches Seminar, eine medizinische Aussprache mit Fragen und Diskussionen abzuhalten, sagte er: „Es steht jedem offen, er mag mein Zuhörer sein oder nicht". Für den guten Kontakt HUFELANDS mit seinen Studenten spricht auch eine Anekdote [3]:

HUFELAND soll einmal an die Tür des Hörsaals in Jena einen Zettel folgenden Inhalts angeheftet haben: „Bei dem schönen Wetter glaube ich, mehr für die Lebensverlängerung meiner geehrten Herren Zuhörer zu sorgen, wenn ich sie eine Stunde im Freien, anstatt in einem geschlossenen Zimmer zubringen lasse! Doktor HUFELAND."

Immer wieder setzt uns die außergewöhnliche wissenschaftliche Vielseitigkeit HUFELANDS in Erstaunen und Bewunderung. Neben seinen schon an vielen anderen Stellen hier erwähnten Teilproblemen aus den Gebieten der Sozialhygiene, der Gesundheitspolitik, der Volkserziehung, mag noch darauf hingewiesen werden, daß er auch als Allgemein-Hygieniker eine sehr umfassende Problematik dargestellt hat (KIWI [16]). Er äußerte sich über Fragen der Wohnhygiene sehr konkret. Er war prinzipiell der Meinung, daß ein gesunder Schlaf in guter frischer Luft ein Hauptmittel wäre, das Leben zu verlängern. Aus Reinlichkeitsgründen und wegen zu großer Wärmeerzeugung war er auch gegen Federbetten eingenommen. Stark trat er auch für die Körperpflege ein; ihre Vernachlässigung hielt er für eine Hauptquelle der Leiden seiner Zeit. Es blieb bei ihm in dieser Hinsicht nichts unerwähnt, vom Mundspülen und Zähneputzen bis zur unnatürlichen Bekleidung und den Modetorheiten, wie Schnüren, Korsett etc. — Das alles waren in seiner Zeit sehr beachtliche Forderungen. Besonders lag ihm die Hygiene der Kinder am Herzen (jeden Morgen von Kopf bis Fuß kalt waschen, ein- bis zweimal in der Woche baden). Er war gegen das Zusammensein von Kindern mit Hunden und gegen das Küssen aus Höflichkeitsbezeugung. Man solle bei Kindern dem Trieb zum Sitzen und Lernen nicht zuviel nachgeben. Nach ganz modernen Ansichten gab es sogar Hinweise, bei guter Jahreszeit den Unterricht im Freien abzuhalten. Gegen ungesundes farbiges Spielzeug erhebt er Bedenken. Über Fragen des Krankenzimmers und der Desinfektion stellt er genaue Forderungen: reine Luft, größte Sauberkeit, Beseitigung der Entleerungen. Er hatte beobachtet, daß in den Hospitälern eine geringere Sterblichkeit zu verzeichnen war, in denen immer ein Luftzug und eine kühle Temperatur unterhalten wurden; darauf hielt er z. B. auch streng in der Charité. Bei der von ihm immer wieder verlangten und in Preußen durchgesetzten Pockenschutzimpfung forderte er eine strenge Handhabung und bei Unterlassung Bestrafung. Die Unterlassung der Impfung hielt er für ein „Staatsverbrechen", nämlich wegen der Gefährdung anderer. HUFELAND erörterte aber auch Fragen der Nahrungs- und Genußmittelhygiene, z. B. Vergiftungen durch bleihaltige Eßgeschirre; er beobachtet auch Übertragung ansteckender Krankheiten durch unsaubere Gaststätten und unsaubere Geschäfte. Er schreibt auch über Fragen der Gewerbehygiene. Schon damals verlangte HUFELAND allen Ernstes eine Ausgleichgymnastik und polemisiert in Wort und Schrift (Charité-Bericht 1804) gegen die ansteigende Zahl der Bleivergiftungen, „die fast alle aus Fabriken stammen". Vielfach erörtert er rein physiologische Probleme, z. B. über die Ermüdung durch eine lange gleichförmige Arbeitsbewegung. Er warnt davor, in der Verdauungszeit den Kopf anzustrengen.

WEDEL [29] schildert als Vertreter der pädagogischen Psychologie HUFELANDS Bedeutung als Psychologe, und das, obwohl, wie WEDEL anläßlich des 120. Todestages (1955) feststellt, die Psychologie als exakte Wissenschaft erst nahezu ein Menschenalter nach seinem Wirken eintrat. Es sei HUFELANDS Verdienst, auf die Zusammenhänge zwischen Prozessen des Zentralnervensystems und der Funktionsweise des innersekretischen Drüsensystems hingewiesen zu haben. — Wenn man bei aller dieser Zeitbedingtheit seines Wesens und Wirkens versucht, eine Einschätzung seiner weltanschaulichen Haltung zu finden, so möchte ich mich aus den vielen und oft differenten Auffassungen hierüber der Stimme dieses pädagogischen Psychologen WEDEL anschließen, der feststellte: „Es stehen bei HUFELAND eindeutig dualistisch-idealistische Äußerungen neben materialistisch-monistischen. Er konnte auch gar nicht eindeutig materialistisch-monistisch sein, auf Grund der historischen Situation. Jede andere Fragestellung ist nach unserem Dafürhalten nicht gerechtfertigt." — Dort ist auch die folgende Äußerung zu entnehmen, in der HUFELAND den soziologischen Zusammenhang klarstellt. Er habe in den Kriegen und danach mit HEIM viele Menschen mit eingebildeten Leiden kennen gelernt, „an denen oftmals die entsetzlichen sozialen Zustände schuld waren". — Und er fährt fort: „Viele dieser armen Menschen waren allein schon aus Angst vor Arbeitslosigkeit und wirtschaftlicher Not erkrankt und hatten manchmal so schwere körperliche Erscheinungen, daß wir vorübergehend selbst an wirkliche organische Erkrankungen glaubten. Aber es stellte sich immer wieder heraus, daß es seelische Leiden waren. Wir konnten diese Menschen heilen, wenn wir ihnen außer dem seelischen Zuspruch zugleich die notwendigsten Existenzmöglichkeiten verschaffen konnten".

Auch die Hautkultur förderte er in Wort und Schrift (Barthel [2]). Hufeland war also auch in allen diesen vielseitigen Fragen seiner Zeit weit voraus, schon lange vor den objektiven Ergebnissen der exakten medizinischen Wissenschaft der nächsten Jahrzehnte.

Als Hufeland nach 50jähriger Tätigkeit sein „Enchiridion-medicum" [1] als eine Anleitung zur medizinischen Praxis vorlegte, gleichsam als sein Vermächtnis, den Ertrag daraus für notleidende Ärzte bestimmend, widmete er dem bedeutenden Werk ein Motto, das über seinem ganzen Lebenswerk stehen könnte:

„Was mich das Leben gelehrt, was mir durchs Leben geholfen,
Leg' ich dankbar und treu auf Hygieens Altar.
Helfen durch Lehre und Tat war meines Lebens Bestimmung,
Möcht' auch nach meinem Tod Lehrer und Helfer Euch sein!"

So sehen wir diese verehrungswürdige Persönlichkeit vor uns, mit einem schlichten und aufrechten Wesen und mit einer zutiefst humanistischen Auffassung. — Viele Ansichten und Forderungen Hufelands sind heute noch gültig und unwiderlegbar. Wie bedeutend sind z. B. heute noch unsere gegenwärtigen Forderungen der gesundheitlichen Erziehung und Aufklärung in der sozialistischen Gesellschaft, eine Forderung, die nicht von ungefähr selbst in unserem Perspektivplan zur Entwicklung der medizinischen Wissenschaft und des Gesundheitswesens in der DDR an die Spitze gestellt wurde. Hier zeigt sich doch eine große Diskrepanz in der gesellschaftlichen Entwicklung und in den Forderungen Hufelands vor 150 bis 200 Jahren. Hier zeichnet sich eine riesengroße Entwicklung der modernen medizinischen Wissenschaft und der Naturwissenschaft ab, und doch zeigen sich auch wiederum noch große Rückstände in den Fragen der gesunden Lebensweise unserer Bevölkerung. Hier liegen also gerade bei der Betrachtung der Forderungen und der Arbeitsprobleme Hufelands noch große und ernste Erziehungsaufgaben für unsere Gesellschaft vor uns. Im Sozialismus wird eine solche Lebensverlängerung möglich sein, wie sie von Hufeland durch eine gesunde Lebensführung gefordert wird und wie es heute die medizinische Wissenschaft und die Gesetze der gesellschaftlichen Entwicklung gebieten.

Hufeland übte großen Einfluß auf die medizinische Wissenschaft seiner Zeit im Inland und im Ausland aus. Nach den aus seiner praktischen Tätigkeit als Arzt gesammelten Erfahrungen kam er zu der Erkenntnis, daß die Umwandlung in die Praxis und die bewußte und gezielte Erziehung der gesamten Bevölkerung Voraussetzung jeder Besserung der Volksgesundheit sei. Hufeland ist ein typisches Vorbild für einen ganz umfassenden ärztlichen Geist, für die Verbindung zwischen Wissenschaft und Praxis, für die Beziehung vom Individuum zur Gesellschaft, für den Dreiklang Prophylaxe — Therapie — Metaphylaxe, für die Psychologie und Psychohygiene bei Kindern und Erwachsenen. HUFELAND ist ein typisches Beispiel für eine Verbindung praktischer Arzt, Wissenschaftler und Hochschullehrer von Rang und Gesundheitspolitiker, weit vorausschauend über die einzelnen Erscheinungen seiner Zeit hinaus. — So steht uns die Persönlichkeit HUFELANDS heute sehr gegenwärtig vor Augen. Die Hauptforderungen dieses großen Arztes in ethischer, erzieherischer und organisatorisch-praktischer Hinsicht sind unverblichen geblieben.

LITERATURZUSAMMENSTELLUNG

[1] AUGUSTIN, FR. L.: Ch. W. Hufelands Leben und Wirken, für Wissenschaft, Staat und Menschheit. Potsdam 1837.

[2] BARTHEL, JOCHEN: Die Haut und ihre Erkrankungen im Schrifttum CH. W. HUFELANDS. Jena Med. Diss. 1957.

[3] Berliner Lokalanzeiger vom 3. 2. 1910.

[4] BIELSCHOWSKY, ALBERT: Goethe. Sein Leben und seine Werke. Bd. 2. München 1913.

[5] BREDNOW, WALTER: Jena und Göttingen. Jena 1949.

[6] BRUGSCH, THEODOR: Arzt seit fünf Jahrzehnten. Berlin 1957.

[7] DIEPGEN, PAUL: Ch. W. Hufeland und die Medizin unserer Zeit. In: Münch. med. Wschr. 1936, 35, S. 1430.

[8] ENGELS, FRIEDRICH: Deutsche Zustände bis zum Sturz Napoleons. In: Marx, Engels, Werke, Bd. 2, Berlin, 1962, S. 566–567.

[9] Ebenda, S. 580.

[10] FISCHER, A.: Geschichte des deutschen Gesundheitswesen. Bd. 2. Berlin 1933.

[11] HERTWIG, HUGO: Der Arzt, der das Leben verlängerte. Berlin 1952.

[12] HOLTZ, JOH.: Dem Gedächtnis Ch. W. Hufelands. Langensalza 1933.

[13] HUFELAND, CH. W.: Makrobiotik oder die Kunst, das menschliche Leben zu verlängern. Stuttgart 1958.

[14] HUFELAND, CH. W.: Selbstbiographie. Stuttgart 1937.

[15] HUFELAND, CH. W.: Ein Wort an meine Herren Zuhörer als Ankündigung meiner auf Ostern anzufangenden Vorlesungen. Jena 1793.

[16] KIWI, M. L.: Ch. W. Hufeland und die Hygiene. Berlin Med. Diss. 1937.

[17] KOCH, E.: Ch. W. Hufeland. In: Forschen und Wirken. Bd. 1. Berlin 1960, S. 53–63.

[18] MARX, KARL: Zur Kritik der Hegel'schen Rechtsphilosophie. Einleitung Marx, Engels, Werke, Bd. 1, Berlin 1961, S. 380.

[19] Perspektivplan zur Entwicklung der medizinischen Wissenschaft und des Gesundheitswesens in der DDR. Berlin 1959.

[20] PETZSCH, H.: Ch. W. Hufelands Makrobiotik im Spiegel von Goethes Faust. In: Dtsch. Gesundh.-Wes. 1962, 16, S. 651.

[21] Rigler-Hufeland, Otto: Aphorismen und Denksprüche von Chr. W. Hufeland. Leipzig 1910.

[22] Ring, Friedrich: Das öffentliche Gesundheitswesen und die medizinische Betreuung der Einwohner des Großherzogtums Mecklenburg-Schwerin im 19. Jahrhundert. In: Z. ärztl. Fortbild. 1960, 13, S. 788 ff.

[23] Sachs, D. I. I.: Ch. W. Hufeland. Berlin 1832.

[24] Schiller, Fr. von: Sämtliche Werke. München und Leipzig 1924.

[25] Sigerist, H. E.: Krankheit und Zivilisation. Frankfurt/M. 1952.

[26] Storch, H.: Christoph Wilhelm Hufeland. In: Z. ges. inn. Med. 1960, 17, S. 839–841. 1960, 18, S. 887–890. 1960, 19, S. 935–938.

[27] Sudhoff, Karl: Christoph Wilhelm Hufeland und die „Hufelandische Gesellschaft" in Berlin, 1810–1910. In: Münch. med. Wschr. 1910, 5, S. 250.

[28] Virchow, R.: Beiträge zur Statistik der Stadt Würzburg. In: Gesammelte Abhandlungen aus dem Gebiet der öffentl. Med. und d. Seuchenlehre. Bd. 2. Berlin 1879, S. 535 ff.

[29] Wedel, A.: Ch. W. Hufelands Bedeutung als Psychologe. In: Wiss. Z. d. Friedr. Schiller-Univ. Jena. Ges.- u. sprachw. Reihe. 1955/56, 6, S. 697.

Bei Fragen zur Produktsicherheit wenden Sie sich bitte an:
If you have any questions regarding product safety,
please contact:

Walter de Gruyter GmbH
Genthiner Straße 13
10785 Berlin
productsafety@degruyterbrill.com